BEGE-RDC

Guide pratique de prévention

PLAN DE PREPARATION AU RISQUE DE GLISSEMENT DE TERRAIN

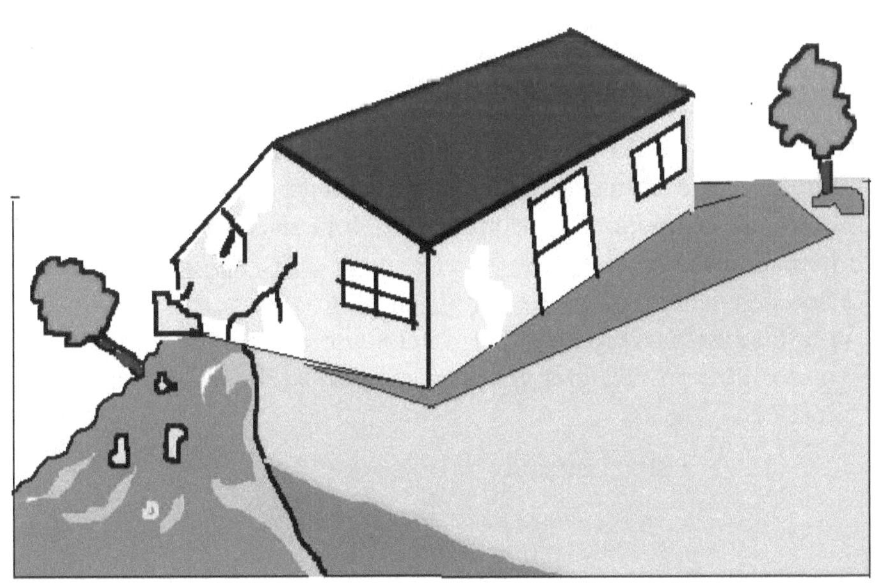

Plan de Préparation au risque de glissement de terrain

SOMMAIRE

1

Les concepts du risque

ALEAS

Probabilité d'occurrence d'un phénomène
(un évènement potentiellement dangereux)

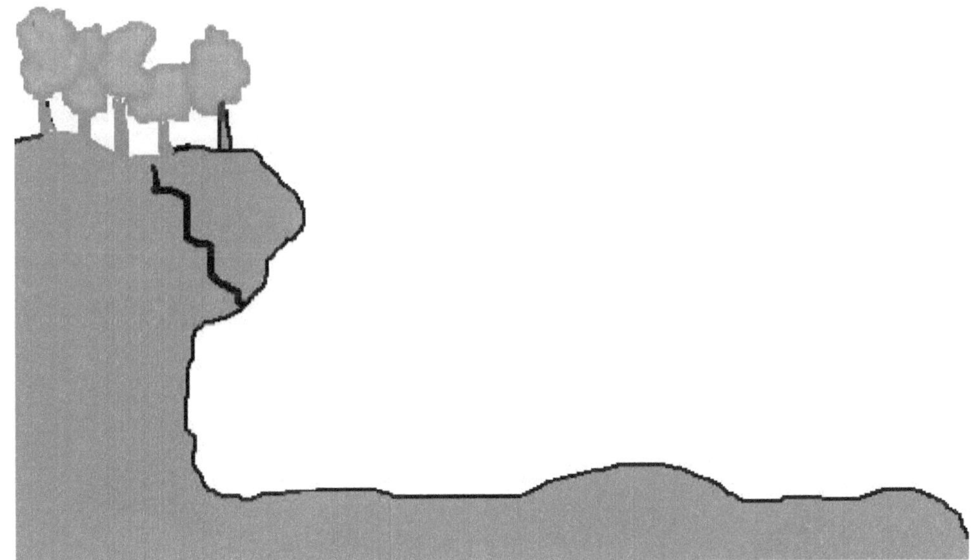

ENJEUX

Un événement potentiellement dangereux,
l'aléa n'est un risque que s'il s'applique à
une zone où des enjeux humains,
économiques ou environnementaux sont en
présence (vulnérabilité).

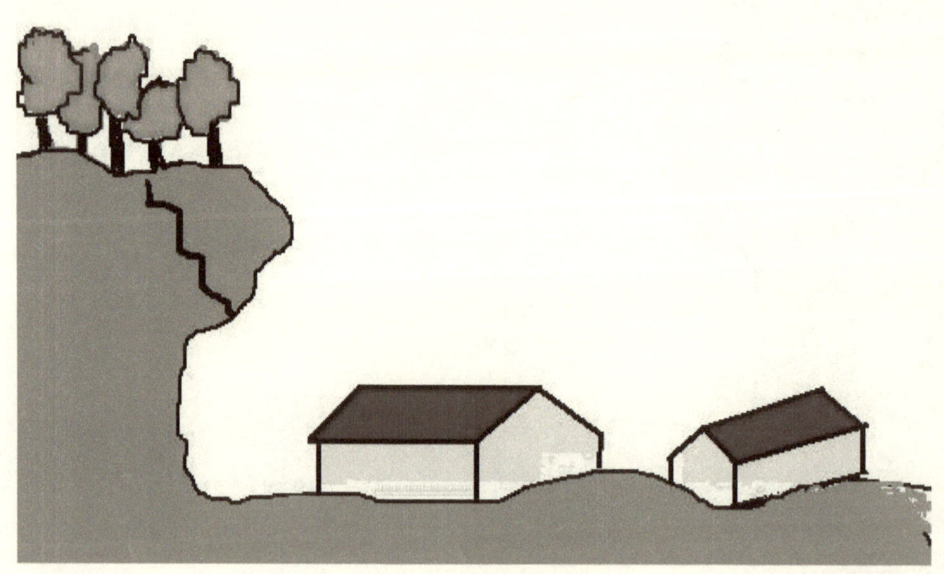

RISQUE

Le risque est le produit de l'aléa par la vulnérabilité

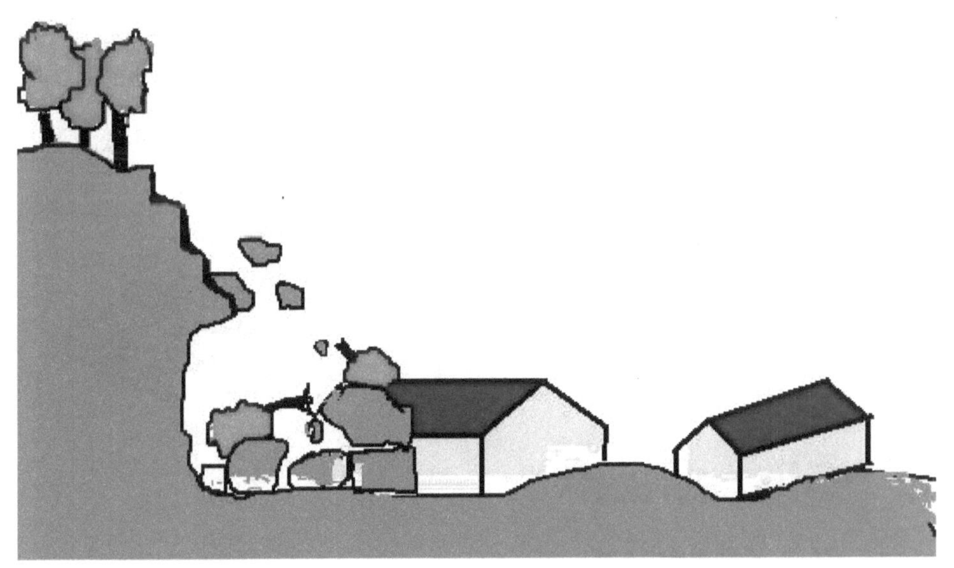

MOUVEMENTS DE MASSE

Le mouvement de masse est le déplacement d'une masse de roche, de débris ou de sol, le long d'une pente ou d'une surface de rupture

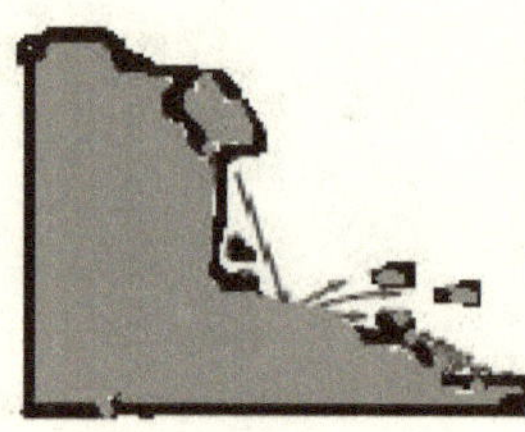

Chute des blocs et éboulement

Coulée de boue

Glissement de terrain

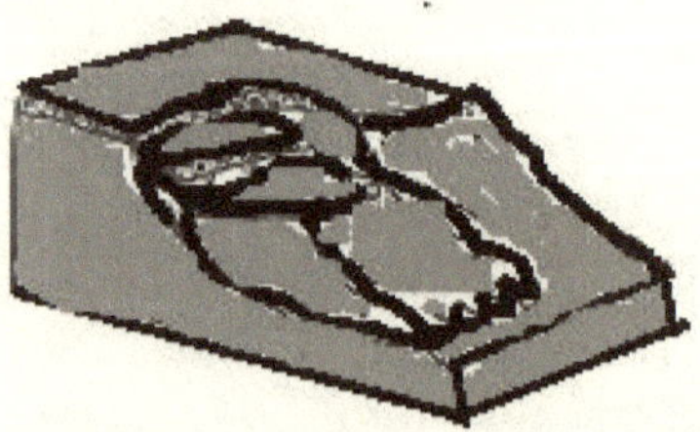

GLISSEMENT DE TERRAIN

Le glissement de terrain correspond au déplacement de terrains meubles ou rocheux le long d'une surface de rupture

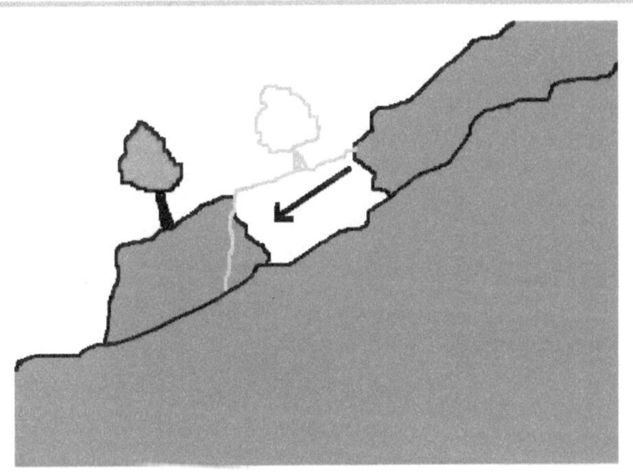

Glissement plan

Glissement rotationnel

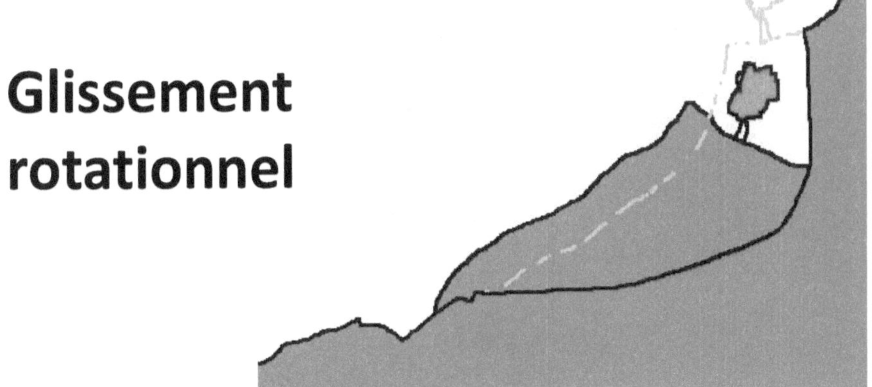

LES ZONES A RISQUE

- Sur les anciens glissements de terrain existants
- Sur des pentes ou au pied des pentes.
- Dans ou à la base de creux de drainage mineurs.
- À la base ou au sommet d'une ancienne pente de remblai.
- À la base ou au sommet d'une pente abrupte.

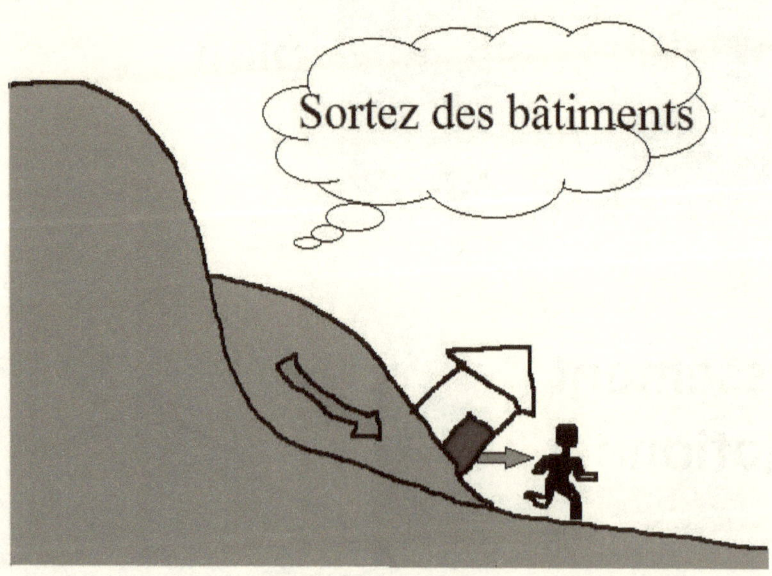

2
Avant un glissement de terrain

Avant un glissement de terrain

Que dois-je faire si je vis dans une région exposée aux glissements de terrain ou aux coulées de boue?

Renseignez-vous sur les plans d'intervention d'urgence et d'évacuation locaux.

Discutez avec tous les membres de votre ménage de la marche à suivre en cas de glissement de terrain.

Créez et mettez en pratique un plan d'évacuation pour votre famille et votre entreprise.

Assembler et entretenir une trousse de préparation aux situations d'urgence.

Familiarisez-vous avec le territoire autour duquel vous vivez et travaillez afin de comprendre vos risques dans différentes situations.

Observez les tendances du drainage des eaux pluviales sur les pentes proches de votre maison, notamment lorsque les eaux de ruissellement convergent.

Créez et mettez en pratique un plan d'évacuation pour votre famille et votre entreprise.

Assembler et entretenir une trousse de préparation aux situations d'urgence.

Avant un glissement de terrain

Que dois-je faire si un glissement de terrain ou une coulée de boue se produit ou est susceptible de se produire?

Si vous soupçonnez un danger imminent, évacuez immédiatement. Si vous le pouvez, informez les voisins concernés et contactez votre service des travaux publics, des pompiers ou de la police.

Écoutez les sons inhabituels qui pourraient indiquer des débris en mouvement, tels que des arbres fissurés ou des rochers se cognant ensemble.

Si vous êtes près d'un ruisseau ou d'un canal, soyez attentif à toute augmentation ou diminution soudaine du débit d'eau et notez si l'eau passe de claire à boueuse. De tels changements peuvent signifier une activité de coulée de débris en amont.

Soyez particulièrement vigilant lorsque vous conduisez - surveillez l'effondrement de la chaussée, de la boue, des rochers et de tout autre signe de possible coulée de débris.

Si on vous ordonne ou décide d'évacuer, emmenez vos animaux avec vous.

Envisagez une évacuation préventive d'animaux de grande taille ou nombreux dès que vous êtes conscient du danger imminent.

Avant un glissement de terrain

<table>
<tr><td>

Que faire avant un glissement de terrain?

</td><td>

Ne construisez pas près de pentes abruptes, près de la montagne, près de chemins de drainage ou des vallées d'érosion naturelle.

Obtenez une évaluation au sol de votre propriété. Demandez des informations sur les glissements de terrain dans votre région et demandez une référence professionnelle pour une analyse très détaillée du site de votre propriété et les mesures correctives que vous pouvez prendre, le cas échéant.

Contactez les responsables locaux, les levés géologiques d'Etat ou les départements des ressources naturelles et les départements de géologie des universités.

Les glissements de terrain se produisent là où ils se sont produits auparavant et dans des zones de danger identifiables.

Observez les tendances du drainage des eaux pluviales près de votre maison et notez les endroits où les eaux de ruissellement convergent, ce qui augmente le débit dans les canaux. Ce sont des zones à éviter lors des fortes pluies.

Consulter les plans d'intervention d'urgence et d'évacuation de votre région (au cas où ce plan existe). Développez votre propre plan d'urgence pour votre famille ou votre entreprise.

</td></tr>
</table>

Avant un glissement de terrain

Minimiser les dangers à la maison

Faites installer des raccords de tuyauterie flexibles pour éviter les fuites d'eau, car les raccords flexibles sont plus résistants à la rupture.

Planter la couverture végétale sur les pentes et construire des murs de soutènement.

Dans les zones de coulée de boue, construisez des canaux ou des murs de déviation pour diriger le flux autour des bâtiments.

Rappelez-vous: si vous construisez des murs pour dévier le flux de débris et que le flux atterrit sur la propriété d'un voisin, vous pourriez être tenu responsable des dommages.

3

Pendant un glissement de terrain

Pendant un glissement de terrain

<table>
<tr><td valign="top">Que faire si vous soupçonnez un danger de glissement de terrain imminent?</td><td>

Contactez votre service de travaux publics. Les responsables locaux sont les personnes les plus aptes à évaluer le danger potentiel.

Informer les voisins touchés. Vos voisins peuvent ne pas être au courant des dangers potentiels. Les informer sur l'existence d'une menace potentielle peut aider à sauver des vies. Aidez les voisins qui peuvent avoir besoin d'assistance pour évacuer.

Évacuer. Sortir du sentier d'un glissement de terrain ou d'une coulée de débris constitue votre meilleure protection.

Pliez-vous et protégez votre tête si vous ne pouvez-vous échapper.

</td></tr>
</table>

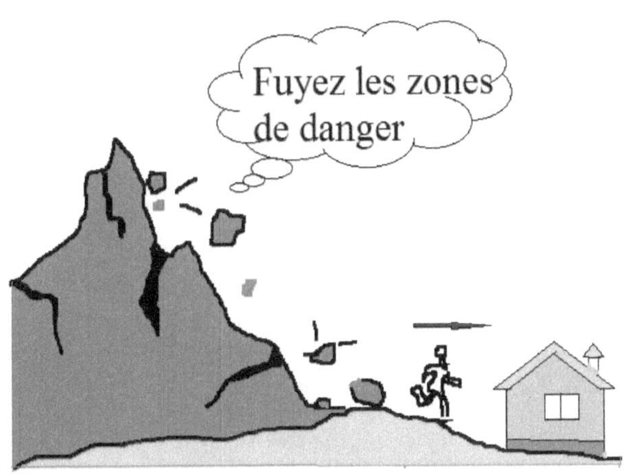

Pendant un glissement de terrain

Restez en alerte et réveillé. De nombreux décès dus à des débris surviennent lorsque les personnes dorment.

Écoutez une radio ou une télévision portable alimentée par batterie pour être averti des fortes pluies. Sachez que des pluies intenses et courtes peuvent être particulièrement dangereuses, surtout après de longues périodes de fortes précipitations et un temps humide.

Si vous vous trouvez dans des zones exposées aux glissements de terrain et aux coulées de débris, envisagez de partir si vous pouvez le faire en toute sécurité.

N'oubliez pas que conduire pendant une tempête intense peut être dangereux. Rester à l'écart d'un glissement de terrain ou d'une coulée de débris sauve des vies.

Si vous vous trouvez à proximité d'un ruisseau ou d'un canal, soyez attentif à toute augmentation ou diminution soudaine du débit d'eau et à tout changement d'une eau claire à une eau boueuse. De tels changements peuvent indiquer une activité de glissement de terrain en amont, alors soyez prêt à vous déplacer rapidement.

Soyez particulièrement vigilant lorsque vous conduisez. Les ponts peuvent être emportés et les ponceaux dépassés. Ne traversez pas de ruisseaux ! Les remblais le long des routes sont particulièrement sensibles aux glissements de terrain. Surveillez la route à la recherche d'effondrement de la chaussée, de la boue, de pierres et de tout autre indice de coulée de débris possible.

4

Après un glissement de terrain

Pendant un glissement de terrain

terrain

Que faire après un glissement de terrain?

Restez à l'écart de la zone affectée. Il peut y avoir un danger de glissements supplémentaires.

Écoutez les stations de radio ou de télévision locales pour obtenir les dernières informations d'urgence.

Surveillez les inondations, qui peuvent se produire après un glissement de terrain ou une coulée de débris. Les inondations font parfois suite à des glissements de terrain et à des coulées de débris, car elles peuvent toutes deux être déclenchées par le même événement.

Recherchez les personnes blessées et coincées près de la glissière, sans entrer dans la zone de glissade directe. Dirigez les sauveteurs vers leurs emplacements.

Aidez un voisin qui pourrait avoir besoin d'une assistance spéciale - nourrissons, personnes âgées et personnes handicapées. Les personnes âgées et les personnes handicapées peuvent nécessiter une assistance supplémentaire. Les personnes qui en prennent soin ou qui ont une famille nombreuse peuvent avoir besoin d'une assistance supplémentaire en cas d'urgence.

Après un glissement de terrain

Que faire après un glissement de terrain?

Recherchez et signalez les lignes de services publics brisées et les routes et voies ferrées endommagées aux autorités compétentes. En signalant les dangers potentiels, les services publics sont désactivés le plus rapidement possible, ce qui évite des dangers et des blessures supplémentaires.

Vérifiez que les fondations du bâtiment, la cheminée et les terrains environnants ne sont pas endommagés. Les dommages aux fondations, aux cheminées ou aux terrains environnants peuvent vous aider à évaluer la sécurité de la zone.

Remblayer les zones endommagées dès que possible car l'érosion causée par la perte de la couverture du sol peut entraîner des inondations soudaines et des glissements de terrain supplémentaires dans un proche avenir.

Demandez conseil à un expert en géotechnique pour évaluer les risques de glissements de terrain ou pour concevoir des techniques de correction permettant de réduire les risques de glissements de terrain. Un professionnel sera en mesure de vous conseiller sur les meilleurs moyens de prévenir ou de réduire les risques de glissements de terrain, sans créer de danger supplémentaire.

5

Fiches thématiques pour élaborer un plan

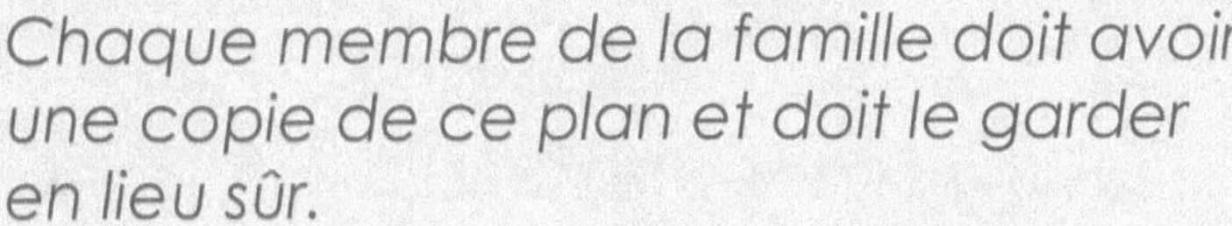

PLAN FAMILIAL

Nom de la personne à contacter en cas d'urgence	
Numéro de téléphone	
Adresse	
Place de rassemblement dans le voisinage	
Numéro de téléphone	
Adresse	
Lieu d'évacuation	
Numéro de téléphone	
Adresse	
Contact en dehors de la ville	
Numéro de téléphone	
Adresse	

Autres informations utiles

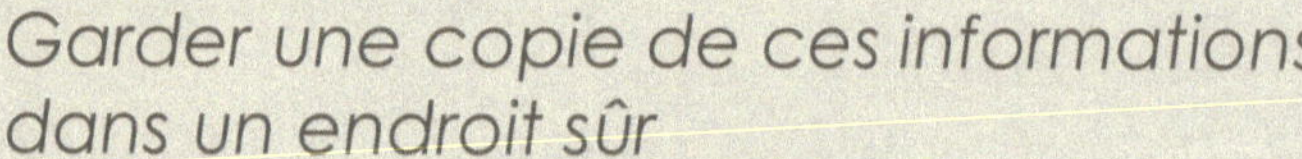

PLAN DE COMMUNICATION POUR LES ENFANTS

Adresse	
Parent	
Téléphone	
Voisin	
Adresse	
Téléphone	
Adresse	
Parent	
Téléphone	
Voisin	
Adresse	
Téléphone	

Adresse	
Parent	
Téléphone	
Voisin	
Adresse	
Téléphone	

PLAN DE COMMUNICATION POUR LES ENFANTS

Adresse	
Parent	
Téléphone	
Voisin	
Adresse	
Téléphone	

Adresse	
Parent	
Téléphone	
Voisin	
Adresse	
Téléphone	

Adresse	
Parent	
Téléphone	
Voisin	
Adresse	
Téléphone	

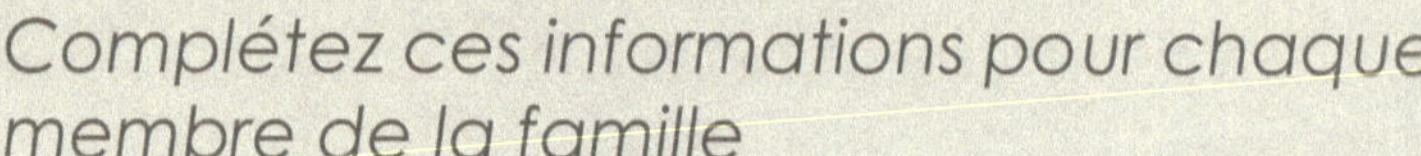

INFORMATION SUR LES MEMBRES DE LA FAMILLE

Noms	
Numéros de sécurité sociale	
Date de naissance	
Numéros de téléphone	
Adresse du lieu de travail/école	
Lieu d'évacuation	
Information médicale importante	

Noms	
Numéros de sécurité sociale	
Date de naissance	
Numéros de téléphone	
Adresse du lieu de travail/école	
Lieu d'évacuation	
Information médicale importante	

Noms	
Numéros de sécurité sociale	
Date de naissance	
Numéros de téléphone	
Adresse du lieu de travail/école	
Lieu d'évacuation	
Information médicale importante	

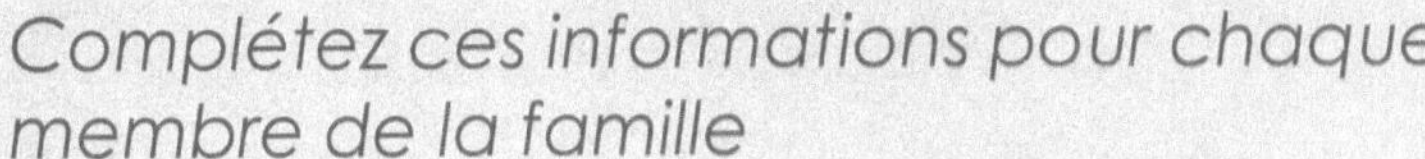

INFORMATION SUR LES MEMBRES DE LA FAMILLE

Noms	
Numéros de sécurité sociale	
Date de naissance	
Numéros de téléphone	
Adresse du lieu de travail/école	
Lieu d'évacuation	
Information médicale importante	

Noms	
Numéros de sécurité sociale	
Date de naissance	
Numéros de téléphone	
Adresse du lieu de travail/école	
Lieu d'évacuation	
Information médicale importante	

Noms	
Numéros de sécurité sociale	
Date de naissance	
Numéros de téléphone	
Adresse du lieu de travail/école	
Lieu d'évacuation	
Information médicale importante	

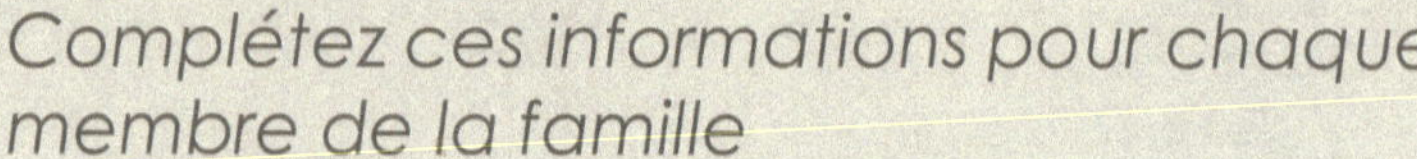

INFORMATION SUR LES MEMBRES DE LA FAMILLE

Noms	
Numéros de sécurité sociale	
Date de naissance	
Numéros de téléphone	
Adresse du lieu de travail/école	
Lieu d'évacuation	
Information médicale importante	

Noms	
Numéros de sécurité sociale	
Date de naissance	
Numéros de téléphone	
Adresse du lieu de travail/école	
Lieu d'évacuation	
Information médicale importante	

Noms	
Numéros de sécurité sociale	
Date de naissance	
Numéros de téléphone	
Adresse du lieu de travail/école	
Lieu d'évacuation	
Information médicale importante	

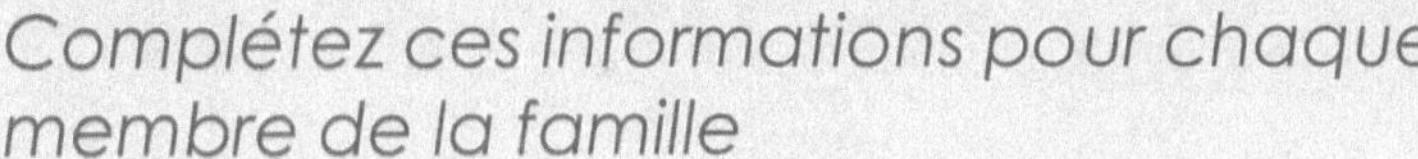

INFORMATION SUR LES MEMBRES DE LA FAMILLE

Noms	
Numéros de sécurité sociale	
Date de naissance	
Numéros de téléphone	
Adresse du lieu de travail/école	
Lieu d'évacuation	
Information médicale importante	

Noms	
Numéros de sécurité sociale	
Date de naissance	
Numéros de téléphone	
Adresse du lieu de travail/école	
Lieu d'évacuation	
Information médicale importante	

Noms	
Numéros de sécurité sociale	
Date de naissance	
Numéros de téléphone	
Adresse du lieu de travail/école	
Lieu d'évacuation	
Information médicale importante	

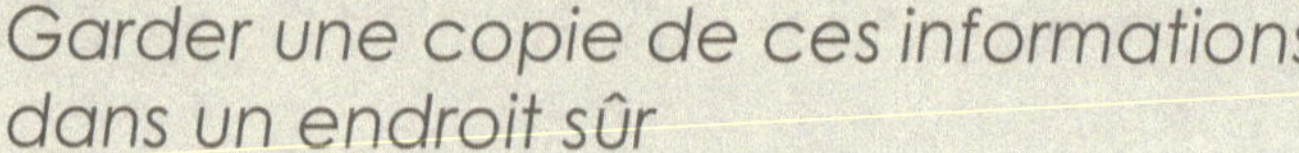

INFORMATIONS SUR L'ECOLE

Ecole	
Adresse	
Téléphone	
Facebook	
Twiter	
Lieu d'évacuation	

Ecole	
Adresse	
Téléphone	
Facebook	
Twiter	
Lieu d'évacuation	

Ecole	
Adresse	
Téléphone	
Facebook	
Twiter	
Lieu d'évacuation	

Ecole	
Adresse	
Téléphone	
Facebook	
Twiter	
Lieu d'évacuation	

Complétez la liste des numéros de téléphones et des coordonnées utiles

LES COORDONNEES UTILES

LES NUMÉROS D'URGENCE	
SAPEURS POMPIERS :	
SAMU :	
POLICE ou GENDARMERIE :	
N° unique d'appel d'urgence :	
LES COORDONNEES UTILES	
MAIRIE :	
Relais de quartier :	
Service des Eaux :	
Assurance :	
Personnes et points familiaux de contacts:	
Médecin traitant :	
École(s) /Collèges/Lycée des enfants:	
Hôpital / Clinique :	
Autres numéros utiles :	
LES RADIOS A ECOUTER	Fréquences

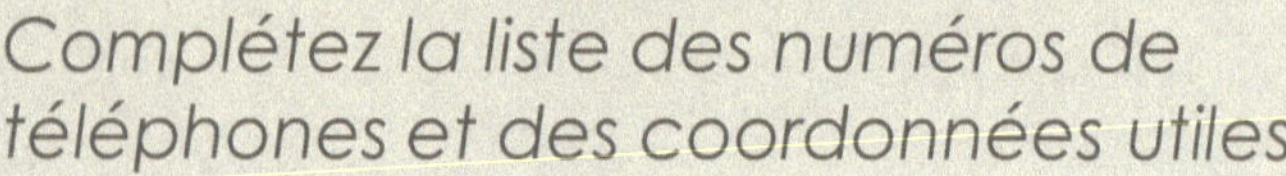

CONTACT MEDICAL ET INFORMATIONS SUR L'ASSURANCE

Docteur	
Adresse	
Téléphone	
Docteur	
Adresse	
Téléphone	

Pharmacien	
Adresse	
Téléphone	
Pharmacien	
Adresse	
Téléphone	

Vétérinaire	
Adresse	
Téléphone	
Vétérinaire	
Adresse	
Téléphone	

Assurance médical	
Téléphone	
N°	
Assurance de l'habitation	
Téléphone	
N°	

LES SERVICES UTILES

Sapeur-pompier	
Nom	
N° unique d'appel d'urgence :	
N° d'appel (bureau)	

Service Médical d'urgence	
Nom	
N° unique d'appel d'urgence :	
N° d'appel (bureau)	

HOPITAL	
Nom	
N° unique d'appel d'urgence :	
N° d'appel (bureau)	

Division de santé	
Nom	
N° unique d'appel d'urgence :	
N° d'appel (bureau)	

Sécurité civile	
Nom	
N° unique d'appel d'urgence :	
N° d'appel (bureau)	

LES SERVICES UTILES

Division de l'environnement	
Nom	
N° unique d'appel d'urgence :	
N° d'appel (bureau)	

Electricien	
Nom	
N° unique d'appel d'urgence :	
N° d'appel (bureau)	

Plombier	
Nom	
N° unique d'appel d'urgence :	
N° d'appel (bureau)	

Service de nettoyage	
Nom	
N° unique d'appel d'urgence :	
N° d'appel (bureau)	

MISE EN SECURITE DE L'HABITATION : EAU

Emplacement du robinet d'arrivée principal:	
Consignes d'arrêt :	
N° de téléphone des services de l'eau:	
(Photo/Croquis du robinet avec sens de fermeture...)	
Lieu de rangement de notre sac d'urgence :	

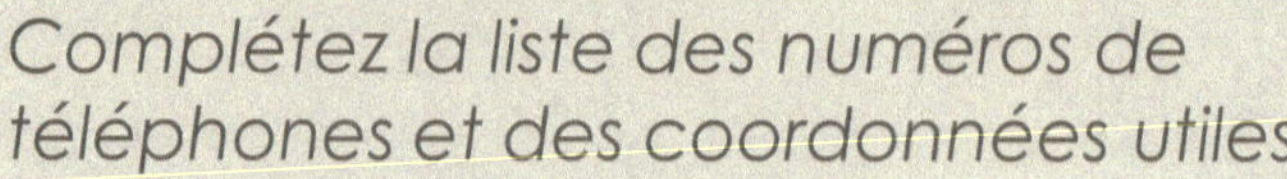

MISE EN SECURITE DE L'HABITATION : GAZ

Emplacement du robinet d'arrivée principal:	
Consignes d'arrêt :	
N° de téléphone d'urgence Gaz:	
(Photo/Croquis du robinet avec sens de fermeture...)	
Lieu de rangement de notre sac d'urgence :	

MISE EN SECURITE DE L'HABITATION : ELECTRICITE

Emplacement du disjoncteur:	
Consignes d'arrêt :	
N° de téléphone d'urgence électricité:	
(Photo/Croquis du robinet avec sens de fermeture...)	
Lieu de rangement de notre sac d'urgence :	

MISE A L'ABRIT

Face au (x) risque (s)	Lieu de mise à l'abri choisi	Les actions à réaliser avant de rejoindre le lieu choisi

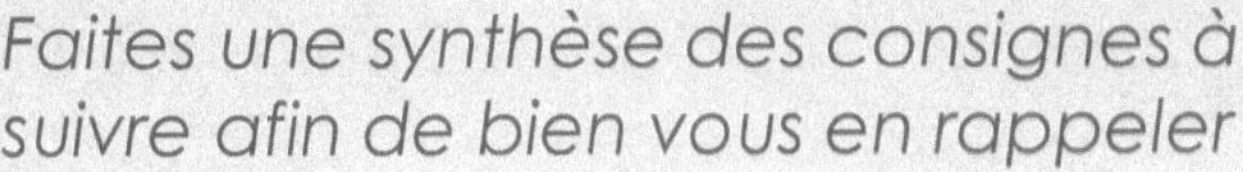

EVACUATION

Face au(x) RISQUE(S)	Lieux d'évacuation	Les actions à réaliser avant de quitter mon domicile.
Itinéraire à emprunter :		
Itinéraire à emprunter :		
Itinéraire à emprunter :		
Itinéraire à emprunter :		

CHECK LISTE POUR LA CONSTITUTION D'UN KIT D'URGENCE

- [ ] Eau : 6 litres d'eau par personne
- [ ] Nourriture, au moins une provision de trois jours de nourriture non périssable consommant peu d'eau et n'ayant pas besoin d'être cuits (Exemples : conserves, fruits secs, barres énergétiques,
- [ ] petits pots pour bébé...).
- [ ] Batterie chargeable pour le poste radio
- [ ] Lampe torche et piles supplémentaire
- [ ] Un kit médical de premier secours
- [ ] Un sifflet pour signaler en cas de besoin d'aide
- [ ] Papier hygiénique et produits d'hygiène personnelle pour toute la famille
- [ ] Cache nez ou masque en coton
- [ ] Gilet réflecteur
- [ ] Couverture et sac de couchage
- [ ] Vêtements et chaussures de rechanges
- [ ] Lunette de protection
- [ ] Des ustensiles de base: couteau de poche multifonction, ustensiles de camping, bougies avec allumettes ou briquet..
- [ ] Une radio
- [ ] Les médicaments spécifiques
- [ ] Un téléphone portable avec une batterie chargée
- [ ] Un Chéquier ou carte bancaire
- [ ] Désinfectant
- [ ] Une tente
- [ ] Des copies des documents familiaux importants

Pour ne pas être pris au dépourvu, lors qu'il y a occurrence de glissement de terrain, il est essentiel d'avoir des connaissances spécifiques sur les consignes à respecter avant, pendant et après ce risque, de développer un plan de sûreté, de préparer un kit d'urgence et de mettre en application votre plan.

Ce guide illustré comprend:

- Les concepts généraux et illustrations pour mieux comprendre les risques liés au glissement de terrain
- Les consignes à respecter avant, pendant et après un glissement de terrain
- Des fiches thématiques à compléter pour mieux élaborer votre Plan Familial de Mise en Sûreté (PFMS)
- Un check liste des éléments à mettre dans le kit d'urgence

Ce guide a été conçu afin de faciliter la préparation au risque de glissement de terrain.

www.ingramcontent.com/pod-product-compliance
Lightning Source LLC
Chambersburg PA
CBHW051133250726
48655CB00007B/3044